W0320569

CBD Cannabidiol für Anfänger

Was du über Cannabidiol wissen solltest!

CBD Cannabidiol Helden

1. Auflage

Inhaltsverzeichnis

Vorwort

Vielen Dank, dass du dich für den Kauf dieses Buches entschieden hast!

Sicherlich hast du dich längst ein wenig über CBD informieren können und so einiges im Netz zum Thema gefunden. Womöglich aber auch viele widersprüchliche Aussagen und solche, von denen man nicht weiß, ob man sie wirklich glauben kann. Tatsächlich möchten auch wir das Thema CBD und alles was damit zusammenhängt, nicht größer machen, als es in Wahrheit ist. Und natürlich möchten wir uns nicht allzu weit aus dem Fenster lehnen, wenn wir gewisse Aussagen treffen. Aus diesem Grund ist es wichtig, keine Heilversprechen oder Annahmen aus der Forschung in

Goldpapier zu wickeln und sie zu verkaufen. Leider ist genau das immer wieder der Fall, sodass das wirkliche Potenzial der Hanf- oder Cannabispflanze etwas in den Hintergrund rückt.

Wer also bereits mit dem Gedanken spielt, sich selbst mit Cannabisprodukten zu therapieren, der sollte die Hintergründe kennen. Der Wichtigste dabei ist: CBD ist kein Wundermittel, aber ein ziemlich nützliches Naturprodukt. Meiner Ansicht nach sollte man dies bei allen Produkten tun, die wir unserem Körper zuführen. Immerhin ist es unsere Gesundheit und unsere Entscheidung, wie wir mit unserem Organismus umgehen. Es ist eine Tatsache, dass wir heute viel zu leichtsinnig alles zu uns nehmen, was uns empfohlen oder verschrieben wird. Und damit schließen wir sämtliche Mediziner und Pharmazeuten nicht aus. Vergessen wir nicht, dass es nicht immer nur um unsere Gesundheit oder unser Wohlergehen geht. Hinter jedem Arzneimittel steckt ein ziemlich großer Konzern, dessen wirtschaftliche Situation nicht unwichtig ist.

Hinterfrage also die Dinge, die du deinem Körper zuführst. Sei es, wenn es um Impfungen oder Arzneimittel geht, oder aber auch, wenn es um Naturprodukte wie das CBD Öl geht. Frage dich, welchen Nutzen die Mittel haben können und welche Wirkungsweisen sie haben.

CBD Produkte werden eigenverantwortlich eingenommen, das stimmt. Aber nehmen wir letztendlich nicht auch alles andere „eigenverantwortlich“ zu uns? Und vor allem Dinge, von denen wir die Inhaltsstoffe nicht kennen oder dessen Wirkungsweisen wir nicht erklären können? Gut also, dass es auch Produkte gibt, dessen Inhalte wir ziemlich genau kennenlernen können. Und schade ebenso, dass diesen Arzneien viel zu wenig Aufmerksamkeit geschenkt wird. Aber das wundert eigentlich nicht, denn mit Naturheilmittel lässt sich längst nicht so viel Geld verdienen.

Wir hoffen natürlich an dieser Stelle, dass du genau dieselben positiven Erfahrungen mit CBD machen wirst, wie ich sie erleben durfte. Genau das ist auch der Grund, weswegen mir das Thema rund um diese uralte Heilpflanze Cannabis so am Herzen liegt. Auf den folgenden Seiten wünsche ich daher viel Spaß und hoffentlich den einen oder anderen AHA-Effekt. Immerhin gibt es viel zum Thema CBD im Internet zu finden, nicht immer jedoch stecken persönliche Erfahrungswerte oder vertrauenswürdige Informationsquellen dahinter. Ich versuche daher auch, die wichtigen Punkte hervorzuheben und möglichst einfach zu erklären.

Und nun, Schluss mit „reinen Annahmen“ und Willkommensgrüßen, über die sich jeder selbst ein Bild machen sollte. Lasst uns genauer betrachten, was CBD ist, wie es eingenommen werden kann, woher es kommt und wann es unserem Körper nutzen kann. Denn genau darum soll es in diesem Buch gehen.

CBD – Was steckt hinter dem Kürzel?

Beinahe überall lesen wir derzeit von CBD. CBD in Form von Ölen oder Tabletten, Kristallen oder anderen Darreichungsformen. Vielleicht ist das zunächst etwas verwirrend, aber CBD kann in verschiedenen Formen verabreicht werden. Dies hat nicht zuletzt auch eine Auswirkung auf die Wirkungsweise oder die Intensität der Wirkung auf den Körper. Aber dazu später mehr.

CBD steht für Cannabidiol und ist ein Cannabinoid aus der Hanf- oder Cannabispflanze. Und genau die gibt es schon seit tausenden von Jahren. Genauer gesagt können wir die Geschichte der Hanfpflanze auf etwa 10.000 Jahre zurückdatieren, auch wenn wir natürlich nicht genau wissen, wie man die Pflanze damals betrachtete. Doch auch dazu später mehr. CBD ist neben einigen anderen Cannabinoiden das am häufigsten vorkommende Cannabinoid in der Hanfpflanze. Vielen dürfte das Kürzel THC bekannt sein, einem weiteren Cannabinoid. CBD kann also als die kleine brave Schwester betrachtet werden, dessen großer Bruder komplett andere Eigenschaften besitzt.

Cannabidiol ist ein sehr schwach psychoaktives Cannabinoid und daher auch legal konsumierbar. Medizinisch betrachtet hat es sogar einiges zu bieten, sodass sich Forscher und Wissenschaftler möglichst darum bemühen, die Auswirkungen auf unseren Organismus zu belegen. Viele Gebiete und Zusammenhänge sind natürlich noch immer nicht erforscht. Aber es wird einen Grund gegeben haben, weswegen das

Cannabis schon vor X Jahren konsumiert wurde. Und damals hatte man keine Mikroskope oder Labore, in denen man die Zusammenhänge zwischen den Cannabinoiden und den Reaktionen des Körpers erforschen konnte. Ja, vielleicht machen wir es uns heute auch ein wenig zu kompliziert. Und trotzdem ist dieser Schritt ein positiver, denn immerhin besteht so eine Chance darauf, dass das Cannabis nicht mehr länger unter dem Schleier Kriminalität läuft. Denn dort hin gehört es auf keinen Fall und auch du brauchst dich nicht schlecht zu fühlen, weil du etwas konsumierst, was uns die Natur geschenkt hat. Im Gegenteil!

Und was sind jetzt Cannabinoide?

CBD ist ein Cannabinoid aus der Hanf- und Cannabispflanze. Aber was sind diese Cannabinoide eigentlich und warum sind sie wichtig für uns? Cannabinoide sind so genannte Transformationsprodukte, welche hauptsächlich in der Hanfpflanze vorkommen. So beispielsweise in den Sorten „Cannabis sativa“ oder „Cannabis indica“. Da man schon länger die Wirkungen der Cannabinoide erforscht, wollte es der Zufall irgendwann, dass man das Endocannabinoid-System im menschlichen Körper entdeckte. Damit einher, gehen also körpereigene Substanzen, welche Ähnlichkeiten mit den Cannabinoiden aus der Pflanze aufweisen. Wir nennen diese körpereigenen Substanzen Endocannabinoide. Es muss also einen Zusammenhang zwischen den Cannabinoiden aus der Hanfpflanze und den

Endocannabinoiden unseres Körpers geben, dessen ist man sich inzwischen sicher.

Cannabis enthält darüber hinaus auch noch eine Reihe von Nicht-Cannabinoiden. Also etwa 120 Terpene und 21 Flavonoide mit pharmakologischen Eigenschaften. Aktuell wird allerdings nur im Bereich der Cannabinoide geforscht, von denen man ausgehen kann, dass sie auf eine bestimmte Weise mit unseren Endocannabinoiden interagieren. Wichtig zu wissen ist aber, dass die Cannabinoide unterschiedliche Wirkungen haben, oft sogar genau entgegengesetzte Wirkungen. So bezeichnet man manche von ihnen als Protagonisten und Antagonisten.

Was du über CBD wissen solltest

Es gibt ein paar wesentliche Aspekte, die man über das CBD wissen sollte, ehe man sich für einen Konsum entscheidet. Die Thematik über CBD ist relativ breit aufgestellt, sodass ich sicherlich nicht alle Informationen darüber in ein Buch packen kann. Um dich in das Thema einzuführen, solltest du wissen, dass CBD ein Inhaltsstoff aus der Cannabispflanze oder Hanfpflanze ist. Das inaktive CBDa, wie es in natürlicher Form in den Pflanzen vorkommt, wird mittels spezieller Extraktionsverfahren in aktives CBD umgewandelt. Jetzt kann das CBD mit dem körpereigenen Endocannabinoid-System interagieren, bzw. mit den zahlreichen Rezeptoren, die auch in Ihrem Organismus überall vorhanden sind. Da jeder Mensch eine unterschiedliche Anzahl dieser Rezeptoren besitzt, variiert die Wirkung von Mensch zu Mensch. Doch der Reihe nach.

Im Bereich der Freizeit oder Medizin kann das CBD immer mehr Aufmerksamkeit gewinnen. Inzwischen liegt also nicht mehr nur das psychoaktive THC im Fokus von Forschung und Konsumenten, sondern auch das Partner-Cannabinoid CBD. Doch bevor du jetzt beides über einen Kamm scherst, lass uns auf die wesentlichen und wissenswerten Aspekte eingehen. Und lasst uns das THC auf keinen Fall verteufeln, auch wenn wir hier nun nicht gerade zu einem Konsum von THC raten würden. Das aus dem einfachen Grund, weil wir es schlicht nicht dürfen und nicht etwa, weil es keine Vorzüge für den Körper hätte. Immerhin hat auch das THC einen medizinischen Effekt, dessen sich viele

Konsumenten gar nicht bewusst sind. THC wird aber natürlich noch weitgehend aufgrund seiner psychoaktiven Auswirkungen konsumiert. Kurzum, es macht High und kann – sehr sehr vorsichtig ausgedrückt – als eine leichte Droge verstanden werden. Um ehrlich zu sein, mag ich den Begriff Droge im Zusammenhang mit Cannabis nicht, denn es hat einen Grund, weswegen die meisten im Cannabis eine Droge sehen. Doch auch hierzu später mehr, wenn du die Geschichte dahinter verstanden hast.

Für die Medizin ist das CBD aktuell am interessantesten, denn es ist legal und kann in Form eines Nahrungsergänzungsmittels täglich eingenommen werden. Trotzdem hätte es darüber hinaus das Potenzial, auch in der Medizin einen Platz zu finden. Tatsächlich führen sogar einige Apotheken inzwischen Produkte aus dem Bereich, wobei diese eher selten anzutreffen sind.

Kommen wir aber nun zu den wirklich wichtigen CBD-News, die jeder kennen sollte!

1. CBD ist der Antagonist des THC

THC und CBD sind die derzeit bekanntesten Cannabinoide aus der Hanfpflanze und dennoch so unglaublich unterschiedlich. Fakt ist, ohne CBD würde ein THC Rausch nicht mehr abklingen, denn CBD bekämpft die Symptome, welche mit dem Konsum von THC einhergehen. Wer also kurz gesagt zu viel Gras raucht, der kann dem mit CBD entgegenwirken. So wurde unlängst herausgefunden, dass bei einem übermäßigen Konsum von THC, mitunter Angstzustände und Paranoia auftreten können. Durch die Einnahme von CBD konnten sich diese Zustände wieder lösen, bzw. sofort um die Hälfte reduzieren.

2. Der Gehalt von CBD hängt von der Cannabissorte ab

Der Anteil an CBD in der Cannabispflanze kann sogar künstlich durch selektive Zuchtprogramme erhöht werden. Gleiches gilt natürlich auch für das THC. Dabei werden CBD-reiche Pflanzen effektiv miteinander gekreuzt, sodass eine sehr CBD-reichhaltige Pflanze herauskommt. In der Medizin benötigen wir genau diese Pflanzen, welche allerdings keinerlei THC mehr enthalten dürfen. Sorten mit einem höheren CBD Gehalt sind beispielsweise „Dance World“, „Royal Highness“, „Royal Medic“, „Euphoria“, „Medical Mass“ und „Painkiller XL“. Klingt wie die nächste Partydroge, ist es aber nicht.

3. CBD ist nicht psychoaktiv

Cannabis ist in Deutschland deshalb illegal, weil die Pflanzen einen zu hohen Anteil an THC enthalten. Die Blätter/Blüten werden aber genau aus diesem Grund gerne geraucht, denn THC macht high. Ein Zustand, der natürlich weit weniger gefährlich ist, als es der Alkoholkonsum ist. Immerhin kann man THC nicht überdosieren oder daran sterben, was vom Alkoholismus nicht behauptet werden kann. Aufgrund seiner Geschichte ist es jedoch immer noch ein illegales Produkt. Anders als CBD, denn dieses Cannabinoid kann getrennt vom THC konsumiert werden und ist nicht psychoaktiv. Im Gegenteil, es hat keinerlei Auswirkungen, welche unsere Wahrnehmung negativ verändern würde.

4. CBD ist legal

CBD ist legal und wird als Nahrungsergänzungsmittel geführt, das inzwischen sogar in manchen privat geführten Apotheken. Du kannst es entweder online bestellen oder aber in einigen Apotheken erhalten. Worauf genau du achten solltest, wenn du CBD kaufst, erfährst du in einem späteren Kapitel. Wichtig zu wissen ist aber, dass dich CBD auf keinen Fall dahingehend behindert, als das du nicht mehr am Straßenverkehr oder deinem Beruf nachgehen könntest. Aus diesem Grund ist CBD ja auch legal.

5. CBD ist vielseitig einsetzbar

Womöglich ist genau das ein Grund dafür, weswegen man so viel Angst davor hat, das CBD in den Medizinschrank der Pharmaindustrie aufzunehmen. Es stimmt zwar, dass noch eine Reihe an Studien und Forschungen notwendig sind, um CBD in Form eines Medikamentes anbieten zu können, allerdings könnte man dies noch endlich mal angehen. CBD verspricht nämlich das Potenzial, auf sehr vielen Ebenen helfen zu können. Welche Ebenen das sind, auch dazu später mehr. Fakt ist aber, dass dank dem CBD eine Reihe an Krankheiten oder Symptomen behandelt werden könnten, für die es im weiteren Verlauf keine pharmazeutischen Medikamente mehr brauchen würde. Dies belegen zahlreiche Erfahrungsberichte mit unterschiedlichen Krankheitsbildern. Weiterhin wurde längst bewiesen, dass CBD antioxidative Eigenschaften besitzt und unsere Neuronen schützen kann. Ein Fortschritt, der so vieles zu bedeuten hätte!

6. Du musst CBD nicht rauchen

Vergiss die Kifferszene an dieser Stelle bitte, denn CBD hat rein gar nichts damit zu tun. Auch musst du es nicht in einem Joint rauchen, was zugegeben nicht gerade gesundheitsfördernd wäre. CBD kann in verschiedenen Darreichungsformen konsumiert werden, wobei die beliebteste von ihnen das CBD Öl ist. Reines Cannabidiol-Extrakt ist hingegen nicht wirklich konsumierbar, es sei denn, wir nutzen die reinste Form von CBD: CBD Kristalle. Die gängigste Form jedoch ist das CBD Öl. Dieses wird in der Regel in kleinen braunen Flaschen verkauft und mittels Pipette geliefert. Jetzt kann das Öl tropfenweise unter der Zunge konsumiert werden, von dort direkt in die Schleimhäute einziehen und in den Blutkreislauf gelangen. Viele bevorzugen diese Art der Aufnahme von CBD.

CBD und die Legalität in Deutschland und anderen Ländern

Kommen wir zu den Fakten. Das Betäubungsmittelgesetzt erlaubt den Konsum von CBD Cannabidiol, sodass dieser Stoff keiner strengen Kontrolle und Regulierung unterliegt. 2004 wurde das Gesetz für Deutschland sogar erweitert, sodass die CBD Produkte auch mit einem THC Gehalt bis zu 0,2% konsumiert werden dürfen. Du hast also nichts zu befürchten, wenn du dir CBD Öl kaufen möchtest. Aber wie sieht es in anderen EU-Ländern aus? Auch in Frankreich ist der Konsum von CBD legal, allerdings gibt es hier eine 0% Grenze für das enthaltene THC. Lass also dein in

Deutschland gekauftes CBD Öl mit weniger als 0,2% THC zuhause, wenn du in Frankreich Urlaub machst. In den Niederlanden ist der Konsum von Cannabis und der Besitz von bis zu 5 Gramm pro Person legal, dementsprechend ist davon auszugehen, dass das CBD auch völlig unproblematisch ist. In Großbritannien sind CBD Produkte ebenfalls legal, allerdings nur dann, wenn sie als Nahrungsergänzungsmittel verkauft werden.

In der Schweiz gilt eine THC Gehaltsgrenze von einem Prozent, also weit mehr, als es in Deutschland legal ist. Allerdings gibt es laut Verordnung auch kein Gesetz in der Schweiz, welches sich für die Legalität von CBD ausspricht. Gleiches gilt für Österreich, wobei hier lediglich eine Einschränkung für psychotropen Cannabis vorliegt. CBD ist in Österreich nicht eingeschränkt, auch nicht im Bereich des enthaltenen THC Gehaltes.

Ist CBD Öl dann überhaupt irgendwo illegal? Ja! Und genau hier solltest du vorsichtig sein, wenn du CBD Produkte konsumierst und diese mit in den Urlaub nehmen möchtest. So beispielsweise in Belgien, wo es zwar nicht streng verboten, aber auch nicht gern gesehen wird. Auch in Dänemark ist CBD nur dann zulässig, wenn es von einem Arzt verschrieben wurde. In der Slowakei ist das CBD Öl komplett verboten und illegal, da es auch hier noch auf der Liste der psychoaktiven Betäubungsmittel steht.

Es ist also absolut wichtig, sich über die Bestimmungen der jeweiligen Länder klar zu werden, möchte man in diesen CBD konsumieren. In sehr vielen Ländern ist der Konsum von CBD Produkten vollständig legal, einige von ihnen haben allerdings eine Toleranzgrenze was den THC Gehalt betrifft. Und einige wenige Ländern verbieten das CBD komplett. Was weitere Länder betrifft, so ist ebenfalls Vorsicht geboten, immerhin dürfen wir nicht davon ausgehen, dass sich weniger weit entwickelte Länder schon mit diesen Dingen beschäftigen. So brauchst du auch gar nicht erst versuchen, der thailändischen Polizei von der in Deutschland legalen 0,2% THC Grenze zu erzählen. Auch in Ländern wie Ägypten oder anderen stark muslimisch geprägten Ländern ist Vorsicht geboten, wenn es um derartige Produkte geht.

Die Geschichte von Hanf und Cannabis

Wie zu Beginn bereits erwähnt, reicht die Geschichte der Hanfpflanze etwa 10.000 Jahre zurück. Man nimmt auch an, dass man Hanf etwa 8.000 vor Christus verwendet hatte. In Großbritannien erfolgte der Anbau von Hanf seit etwa 800 nach Christus. Während des 16. Jahrhunderts war es Henry VIII., welcher den Bauern befahl, Hanfpflanzen in größeren Mengen anzubauen. So sollte sichergestellt werden, dass ausreichend Materialien für die britischen Marineflotten vorhanden waren. Tatsächlich war Hanf ein wichtiger Rohstoff für den Schiffsbau. Wir verstehen dies, wenn wir uns heute die Häuser ansehen, dessen Wände mit Hanf gedämmt wurden.

Auch in Asien nahmen die Chinesen am Anbau von Hanf teil und verwendeten den Rohstoff ebenfalls für eine Vielzahl von Dingen. Hier allerdings mit dem Unterschied, dass man ihn bereits in der Medizin einsetzte. Die Wurzeln der Pflanze halfen bei Infektionen und Blutgerinnseln, der Rest der Pflanze wurde dazu verwendet, Bauchschmerzen zu lindern oder während einer Geburt zu entkrampfen. Auch gegen Haarausfall meinte man, dass der Konsum von Hanf half.

Heute wissen wir, dass Hanf weit mehr gesundheitliche Vorteile hat, als zu damaliger Zeit angenommen. Immerhin ist er sehr reichhaltig an essentiellen Fettsäuren und Aminosäuren. Hanf wurde daher auch für Salatöl verwendet, welches wir auch heute in den gut geführten Lebensmittelläden finden können. Und auch in der Tiernahrung fand der Hanf seine Bestimmung. Man mischte es den Katzen ins Futter, um das Fell glänzend und geschmeidig zu halten. Und auch Kühe oder Pferde und Hunde fraßen den Hanf.

Im westlichen Teil der Welt war die Hanfpflanze absolut für die Textil- und Papierindustrie wichtig. So konnte man aus der Hanfpflanze Kleidung herstellen, welche eine ähnliche Beschaffenheit hatte, wie es bei Baumwolle später der Fall war. Die Stücke waren lange haltbar und sehr robust. Auch weiß man, dass die erste Jeans und die amerikanische Flagge aus Hanf hergestellt wurden. Für die Bekleidungsindustrie war der Hanf wichtig, ehe die Baumwolle kam und ihn ersetzte. Bis in die 1870er Jahre war das Hanföl ein Brennstoff für Haushalte und natürlich ein Kraftstoff für Fahrzeuge. Heute ersetzt das Hanföl Benzin, was sich zwar noch längst nicht durchsetzen konnte, aber trotzdem viel besser für die Umwelt wäre. Biokraftstoff ist immerhin erneuerbar und produziert keine gefährlichen Abgase.

Womöglich stellt sich der eine oder andere nun die Frage, warum der Hanf überhaupt illegal geworden ist, wo er doch sowohl medizinisch, als auch anderweitig erhebliche Vorzüge mit sich brachte. Die Frage ist leicht zu beantworten: Hinter dem Hanfverbot stecken wirtschaftliche Gründe, dessen ist man sich heutzutage sicher.

Und so fand das Verbot seinen Ursprung etwa in den 30er Jahren, als der Hanf die großen Papierindustrien und Zeitungsfirmen, sowie Holzunternehmen zu große Konkurrenz machte. Ja, ihnen drohte sogar ein milliardenschwerer Verlust, wenn nicht auch der Bankrott. 1931 war es daher ein gewisser Harry J. Anslinger, welcher zum Leiter der Drogen- und

Rauschgiftbehörde ernannt wurde. Er war überwiegend an guten Geschäften interessiert und ein bekennender Rassist. Man führte Hetzkampagnen gehen Latinos und Schwarze und begann, gegen den Hanf zu hetzen. Auch die Mexikaner und Spanier waren ein rotes Tuch, denn auch sie hatten den Hanf zu etwas Großem gemacht.

Und es waren die Weißen, welche den Unterschied zwischen Marihuana und Hanf nicht kannten und denen man ziemlich viel erzählen konnte. So erklärte Anslinger 1937 auf einem Kongress, dass Marihuana eine gewalterzeugende Droge sei und in schmutzigen Kreisen konsumiert werden würde. Wer Schwarzer war, der rauchte Gras, war kriminell und auf Droge. Es stimmte zwar, dass man in diesen Gefilden Marihuana konsumierte, um die Arbeit besser zu ertragen, das Bild der Kriminalität wurde allerdings frei erfunden und erschaffen. Und so war der Startschuss für das weltweite Hanfverbot gegeben, auch wenn der Hanf und dessen Nutzen rein gar nichts mit dem Konsum von Marihuana zu tun hatte.

Aber müssten wir es nicht heute besser wissen? Tun wir - und dennoch liegt über dem Hanf und dem Cannabis nach wie vor der Schatten Anslingers, der es doch tatsächlich aus wirtschaftlichen Gründen schaffte, alles unter den Hut der Kriminalität zu stecken. Hoffen wir also, dass sich dieses Bild bald ändert und wir zukünftig die vielen Vorzüge des Hanfs wieder genießen können.

Anbau, Ernte und Bestandteile

Möglicherweise hilft es zu wissen, wie CBD Öl hergestellt wird. Du weißt bereits, dass für die Herstellung im Allgemeinen Hanf benötigt wird. Für den Anbau von Hanf hat die Bundesanstalt für Landwirtschaft und Ernährung daher fünfzig Sorten Hanf zugelassen. Dabei darf der THC Gehalt der Pflanzen auch hier die 0,2% nicht übertreffen. Daher darf auch der Anbau nur mittels zertifiziertem Saatgut erfolgen. Und für den Anbau selbst benötigt es eine Sondergenehmigung, sodass auch hier der Anbau dieser Sorten ohne diese Genehmigung illegal wäre.

Zwischen April und Mai erfolgt die Aussaat des Faserhanfs, eine zweite Aussaat erfolgt schließlich zwei Wochen später und vier Wochen darauf. Nutzt man die Hanfsamen nicht, sondern verwendet den Hanf rein aus industriellen Gründen, so wird zwischen Juli und Ende September geerntet. Wer die Hanfsamen nutzen möchte, der darf erst zwischen Mitte September und Mitte Oktober ernten. Faserhanf wird überwiegend für die Industrie angebaut, die samen hier sind eher irrelevant aber ein praktisches Nebenprodukt, aus dem meist Hanfsamenöl hergestellt wird.

Hanf, welcher für Heilzwecke verwendet werden soll, wird anders verarbeitet. Hier wird die Hanfpflanze von den Samen getrennt. Aus den Samen wird schließlich das Öl herausgepresst, beispielsweise mittels Ölmühlen. Um die wertvollen Inhaltsstoffe nicht zu verlieren, darf die Temperatur bei der Pressung nur etwa 40-60 Grad betragen. Darüber hinaus würden einige der Inhaltsstoffe kaputtgehen und das Öl hätte seinen Nutzen verloren. Das fertige Öl kann nun mit CBD Extrakten angereichert werden. Dieses Extrakt wird mittels Destillationsverfahren gewonnen und mit dem Hanfsamenöl vermischt. Jetzt haben wir ein hochwertiges Heilmittel, welches eine breite Masse an Krankheitsbildern behandeln kann.

Wirkstoffe und Inhaltsstoffe im CBD Öl

Natürlich ist CBD ein mit Vorurteilen bestücktes Produkt, wir wissen jetzt allerdings, dass diese weitreichend unbegründet sind. Um noch weiter mit den Vorurteilen aufzuräumen, sollten wir uns mit den Inhaltsstoffen des CBD Öles beschäftigen. Wir wissen auch, dass CBD aus der Cannabispflanze oder Hanfpflanze stammt, wobei Cannabidiol auf keinen Fall mit einer berauschenden Substanz verglichen werden darf. CBD Öl hat zwar noch immer keine Zulassung als Arzneimittel, trotzdem können wir ihm inzwischen einige heilende Wirkungen zuschreiben. Betrachten wir also folglich die Inhaltsstoffe des CBD Öles, welches von so vielen mittlerweile konsumiert wird.

Über 120 Cannabinoide im Hanf/Cannabis

Im CBD Öl finden wir etwa 480 Wirkstoffe, unter ihnen befinden sich auch rund 80-120 Cannabinoide, welche nachweislich eine Wirkung auf das Gehirn oder das Nervensystem haben. Wir können an dieser Stelle nicht alle Cannabinoide aufzählen, die fünf wichtigsten von ihnen allerdings schon:

- CBC soll neben dem CBD eine entzündungshemmende und schmerzlindernde Wirkung haben und die Zellerneuerung unterstützen.
- CBD ist das zweithäufigste Cannabinoid und ist in der Lage, diverse Schmerzen im menschlichen Körper zu lindern.
- CBDa ist die Vorstufe des aktiven CBD und soll eine antiemetische

Wirkung haben. So kann es beispielsweise bei Übelkeit Linderung verschaffen. Und auch im Krebsbereich wird ein Zusammenhang festgestellt, sodass es die bösartigen Zellen bei Brustkrebs inaktivieren und gar vernichten soll.

- CBG ist ein Cannabinoid, welchem eine antibakterielle Eigenschaft zugesprochen wird.
- CBN hat eine leicht psychoaktive Wirkung, allerdings nicht so stark wie die des THC. Auch findet man CBN nur in sehr kleinen Mengen. Allerdings reichen diese aus, um Ängste und Panikattacken abzumildern.

Natürlich müssen viele der vorhandenen Cannabinoide noch erforscht werden, sodass man noch nicht mit Sicherheit sagen kann, welche von ihnen einen wirklichen medizinischen Nutzen für uns haben. Aus diesem Grund wird das CBD auch nicht als Heilmittel zugelassen, auch wenn dieser Grund womöglich nur vorgeschoben wird. Zahlreiche Studien ebnen allerdings den Weg zum zugelassenen Mittel gegen eine Vielzahl von Beschwerden.

Omega-3- und Omega-6 Fettsäuren

Immer wieder hören wir von diesen wichtigen Fettsäuren, welche auch in vielen anderen Lebensmitteln und Ölen vorkommt. Dafür muss also nicht unbedingt CBD Öl konsumiert werden – oder? Was den wenigsten bekannt ist: Damit die Omega 3 und 6 Fettsäuren einen Nutzen für uns haben, müssen sie in einem Verhältnis von 1:3 vorliegen. Und dieses liegt in keinem anderen Pflanzenöl so perfekt vor, wie es bei CBD Ölen der Fall ist. Die Fettsäuren in idealer Zusammenstellung haben folglich einen großen Einfluss auf unsere Zellen und dessen Aufbau. So schreibt man ihnen unlängst eine entzündungshemmende Wirkung zu und ebenso eine positive Auswirkung auf den Blutdruck.

Gamma-Linolensäure im CBD Öl

Gamma-Linolensäure ist bekanntlich ebenfalls für entzündliche Prozesse im Körper geeignet und in der Lage, diese zu mildern. Dementsprechend ist diese Säure vor allem für diejenigen wichtig, welche an entzündlichen Erkrankungen leiden. So beispielsweise bei Hautproblemen wie Neurodermitis oder der Schuppenflechte.

Vitamine

Natürlich enthält CBD Öl auch eine Reihe von Vitaminen, manche von ihnen liegen sogar in einer sehr großen Menge vor. So etwas das Vitamin E, welches gleichzeitig ein wichtiges Antioxidans darstellt. Das Vitamin ist in der Lage, die Zellen des Körpers umfangreich zu schützen und ebenso vor den damit einhergehenden Krankheiten. So kann Vitamin E vor Herzinfarkten oder Schlaganfällen schützen und – so behauptet man – Krebsarten vorbeugen. Es ist an dieser Stelle also durchaus interessant zu erwähnen, dass das CBD Öl auch vorbeugend eingenommen einen Nutzen für uns hat.

Neben Vitamin E können wir auch noch die Vitamine B1 oder B2 erwähnen. Sie erhöhen den Serotoninspiegel des Körpers, ähnlich wie es auch Anti-Depressiva tun.

Somit kann CBD Öl die Laune verbessern und bei Depressionen ein wirksames Mittel sein. Vitamin B2 ist natürlich auch ein körpereigenes Vitamin, welches sich in den Zellen befindet. Leider haben wir gerade in den weniger sonnigen Monaten nur wenig davon, sodass leichter schlechte Stimmungen oder Gemütslagen auftauchen.

Mineralstoffe und Spurenelemente

Der menschliche Körper benötigt neben den ganzen Vitaminen und Fettsäuren auch Mineralstoffe und Spurenelemente. So ist Eisen ein wichtiger Bestandteil, welcher dazu beiträgt, den Sauerstoff durch das Blut zu transportieren. Dies kommt letztendlich den Zellen zugute. Auch Kalium hat einen Einfluss auf den Wasserhaushalt und die Nerven des Körpers. So trägt es zur Impulsweiterleitung bei und stärkt die Kommunikation der Zellen.

Kalzium findet sich ebenfalls im CBD Öl wieder, ein wichtiger Stoff für Zähne und Knochen. Leider kann der Körper Kalzium nicht selbst produzieren und muss über die Nahrung zugeführt werden.

Neben den eben erwähnten Bestandteilen finden wir noch Mangan, Kupfer oder Magnesium enthalten. Diese sind wichtig für das Immunsystem und den Blutkreislauf. Auch für die Bildung der roten Blutkörperchen ist vor allem das Kupfer entscheidend. Darüber hinaus lassen sich Natrium, Phosphor und Zink erwähnen, dessen Nutzen im Bereich des Stoffwechsels zu finden sind. Natrium ist darüber hinaus entscheidend für die Vorgänge der Muskeln und dessen Kontraktion. Ein breites Sortiment also, an lebenswichtigen Mineralstoffen und Spurenelementen im CBD Öl.

Chlorophyll und Carotinoide

Auch diese Inhaltsstoffe aus der Cannabis- bzw. Hanfpflanze sind nicht unbekannt. Das Chlorophyll ist eigentlich nur ein Farbstoff und bestimmt – je nach Anteil – die Intensität der Farbe im Öl. Allerdings hat er auch einen Einfluss auf die Zellatmung, was letztendlich wichtig für die Zellreinigung und Entgiftung der Zellen ist. Nur dann kann neuer Sauerstoff durchgeleitet werden und das Immunsystem stärken. Wer bei seinem Öl einen eher goldgelben Schimmer ausmachen kann, der findet die Ursache im enthaltenen Carotinoid. Auch dieser Farbstoff hat eine nicht unbedeutende Rolle, denn er schützt vor frühzeitiger Alterung und unterstützt ebenfalls das Immunsystem. Auch auf das Herz-Kreislaufsystem hat es eine Wirkung, ebenso wie auf die Arterien und dem Cholesterinspiegel.

Variable Inhaltsstoffe im CBD Öl

In einem CBD Öl ist natürlich das Cannabinoid CBD enthalten. Darüber hinaus steht es den Herstellern eigentlich frei, welche zusätzlichen Substanzen beigemengt werden. Das Basisöl kann daher auch aus reinen Weizenkeimen oder Kürbiskernen bestehen und nicht immer muss das Hanfsamenöl die Basis sein. Allerdings wäre das Hanfsamenöl die perfekte Ergänzung dafür.

CBD Öl ist nicht gleich CBD Öl – was bedeuten die Prozentzahlen auf den Ölen?

Sehr häufig finden wir CBD Öl Produkte mit sehr hohen Angaben zur Prozentmenge. Werfen wir dann einen Blick auf die Inhalte, bzw. die Aufteilung, so sehen wir CBDa und CBD. Allerdings wissen wir bereits, dass CBDa nicht die gleiche Wirkung hat, wie CBD. Es ist noch nicht einmal gänzlich geklärt, ob die Säure aus der Hanfpflanze CBDa überhaupt eine Wirkung hat. Man kann also behaupten, dass in einem 5% CBD Öl, ungefähr 3% effektives Cannabidiol enthalten ist. Also doch lieber ein Öl mit einer höheren Prozentangabe?

Generell kann sich jeder Hersteller CBD Extrakt oder Konzentrat besorgen und dieses beliebig in einem Basisöl vermischen. So gibt es Öle, dessen CBD Gehalt bei 50% liegen soll. Allerdings dürfen wir nicht vergessen, dass bei höherem CBD Gehalt auch ein höherer THC Gehalt vorliegen muss. Und da dieser nur bedingt erlaubt ist, ist es sehr schwierig, ein solch hochprozentiges Extrakt herzustellen. Um diese Schwierigkeit zu umgehen, werden oft synthetische Cannabidiole verwendet, dessen Wirkung weit geringer ausfällt.

Es ist also nicht unbedingt wirkungsvoller, wenn man direkt von Beginn an, mit einem sehr hochprozentigen Öl einsteigt. Wichtiger ist es, auf die Qualität des Öles zu achten und darauf, wie es hergestellt wurde. Andernfalls kann es sein, dass du viel Geld für viel Prozente bezahlst, dessen Wirkung aber gänzlich ausbleibt.

Die Wirkung von CBD Öl

Widmen wir uns nun dem kritischsten Kapitel aus diesem Buch, der Wirkung im menschlichen Körper. Warum kritisch? Weil es zwar extrem viele Studien und Erfahrungsberichte gibt, welche die Wirkung des CBD Öles beschreiben, allerdings nur wenige, welche wirklich für die Zulassung als Medikament in Frage kommen. Es gibt also keine Langzeitstudien, keine genauen Dosierungsempfehlungen seitens Mediziner und auch keine umfangreich getesteten Studien an Patienten. Viele Studien basieren immer noch auf Tierversuchen, dessen Ergebnisse zwar erstaunlich sind und hoffen lassen, es aber immer noch Tiere sind, an denen wir unsere Erkenntnisse klammern. Natürlich finden wir auch Studien und Tests, welche beispielsweise in den USA am Menschen durchgeführt wurden und tolle Ergebnisse auf den Plan riefen. Und auch die zahlreichen Erfahrungsberichte von echten Anwendern und Anwenderinnen lassen staunen.

Wie wirkt CBD Öl im menschlichen Körper?

Wie lassen sich nun die Wirkungen auf den menschlichen Körper erklären, wenn es um CBD geht? Eigentlich ist das Prinzip ziemlich einfach. Zu Beginn dieses Buches sind wir bereits darauf eingegangen, dass man im menschlichen Körper ein so genanntes Endocannabinoid System finden konnte. Ein System mit ähnlichen Eigenschaften, wie sie den Cannabinoiden aus der Cannabispflanze zugesprochen werden können. Somit verfügt also jeder Mensch und übrigens auch jedes Tier, über das ECS. Diese besitzt weiterhin diverse Rezeptoren und die befinden sich an komplett unterschiedlichen Stellen im Körper. So genannten Verknüpfungsstellen. Einige von ihnen finden wir im Gehirn wieder, andere liegen in den Knochen oder in den Muskeln und der haut.

Das Endocannabinoid-System hat natürlich auch ohne den Konsum von Cannabis – egal in welcher Form – eine Aufgabe im Körper. So ist es, zusammen mit den vielen Verknüpfungsstellen, dafür verantwortlich, wie stark wir Schmerzen wahrnehmen und spüren. Weiterhin spielt es eine Rolle in unserem Immunsystem und entscheidet sogar darüber, wie gut dieses funktioniert oder wie effektiv es arbeitet. Weiterhin ist es für unseren Schlaf verantwortlich, sodass das ECS darüber entscheidet, wie gut und tief wir schlafen. Wow, ganz schön viele und wichtige Aufgaben, dieses

Endocannabinoid-System, von dem so wenige Menschen wissen!

Nun können wir festhalten, dass das EC-System natürlich aktiviert werden muss, beispielsweise durch die Aufnahme von CBD Öl. Die aufgenommenen Cannabinoide, in diesem Fall natürlich überwiegend das CBD, docken sich an die Rezeptoren des EC Systems an und interagieren dort mit diesen. So kann sich eine angstlösende Wirkung einstellen, ein besserer und tieferer Schlaf oder gar eine Schmerzlinderung. Bei dem bekannten Cannabinoid THC ist das übrigens der gleiche Vorgang. Das Cannabinoid THC dockt an den Rezeptoren des Endocannabinoid Systems an und interagiert dort auf seine Weise diesen. In dem Fall verspürt der Konsument eine psychoaktive Wirkung, also das berühmt berüchtigte Highgefühl. Darüber hinaus hat THC noch weitere Eigenschaften, wie etwa die

Schmerzlinderung, krampflösende Auswirkungen oder appetitanregende Wirkungen. Auch das THC hat seine Berechtigung in der Medizin, weswegen es in Deutschland bereits auf Rezept erhältlich ist.

Wie arbeitet das Endocannabinoid-System im Körper?

Fakt ist, dass man diesen Bereich noch nicht vollständig erforschen konnte, bzw. weiß man nicht, warum und weshalb das CBD im Körper überhaupt wirkt. Hierfür gibt es zwar ein paar Erklärungsversuche, allerdings ist man sich nicht zu 100% sicher, weswegen wir nach der Einnahme von CBD eine Wirkung verspüren. Gleiches gilt für das THC und alle weiteren Cannabinoide. Eine Erklärung wäre, dass die Rezeptoren aus dem Endocannabinoidsystem, genauer gesagt die CB2 Rezeptoren, mit dem CBD interagieren. Die CB2

Rezeptoren sind für Schmerzen oder Entzündungsreaktionen im Körper verantwortlich und beeinflussen auch die Abläufe des Immunsystems. Auch weiß man, dass CBD verhindert, dass sich Anandamide abbauen. Diese Stoffe im Körper sind für die Schmerzregulierung verantwortlich. CBD soll diesen Abbau verhindern, was gleichzeitig zur Schmerzredution beiträgt.

Dauer der Wirkung von CBD Produkten

Wer CBD konsumieren möchte, der wird sich Gedanken über die Wirkung machen. Und zwar nicht ob und wie CBD im Körper wirkt, sondern wann die Wirkung nach der Einnahme einsetzt und wie lange sie sich hält. Dies wäre vor allem für diejenigen interessant, welche sich eine bleibende Wirkung wünschen. Fakt ist aber, dass für die CBD Wirkungsdauer und den Eintritt der Wirkung, mehrere Faktoren eine Rolle spielen. So ist die Art der Einnahme absolut entscheidet und auch die Höhe der Dosierung ist nicht unerheblich. Hinzu kommt leider, dass nicht jeder Mensch auf die gleiche Weise auf CBD Produkte reagieren können. Und hier wird es kompliziert, denn somit kann es auch keine verallgemeinernde Aussage zum Thema Dosierung geben. Jeder Mensch besitzt nämlich unterschiedliche Anzahlen an Rezeptoren, welche mit dem CBD interagieren können. So lässt sich auch erklären, weswegen einige Menschen nach dem Konsum eines Joints überhaupt keine Wirkung spüren und andere schon nach nur wenigen Zügen komplett neben der Spur sind. Gleiches Phänomen müssen wir auf das CBD übertragen.

Wie lange wirkt CBD im Körper?

CBD kann, wenn wir uns nun komplett pauschal ausdrücken möchten, etwa 4 – 8 Stunden im Körper wirken. Wie lange das schlussendlich wirklich ist, muss anhand einiger Faktoren ausgemacht werden. Jeder Mensch regiert unterschiedlich auf die Cannabinoide und je nach Empfänglichkeit kann die Wirkung und Wirkungsdauer ausfallen. Doch nicht nur die Empfänglichkeit entscheidet, auch die Art des Konsums. So kann man CBD natürlich auch rauchen, dampfen oder in Form von Öl unter die Zunge träufeln. Letzteres ist die derzeit beliebteste Methode. Darüber hinaus gibt es das CBD auch in Cremes und Salben. Und auch die Kristallform ist eine Möglichkeit, um das Cannabidiol zu konsumieren.

Die Art des Konsums, die Darreichungsform und die persönliche Empfänglichkeit CBD gegenüber, entscheiden also über die Wirkung und Wirkungsdauer. Doch damit nicht genug. Auch die Dosierung spielt eine Rolle. Allerdings kann eine zu hohe Dosis entsprechend abschwächend wirken, vor allem wenn es sich um künstliche Cannabinoide handelt. Es ist also unbedingt auf die Reinheit des Produktes zu achten. Ein Vollspektrumöl wird empfohlen. Die

Qualität des jeweiligen Mittels ist also mindestens genauso entscheidend, wie die Verabreichung und die Empfänglichkeit selbst. Zu guter Letzt sei noch die Beschwerde oder das Symptom, welches es mit CBD zu bekämpfen gilt, ausschlaggebend. Es muss klar sein, dass Krebs nicht über Nacht und schon gar nicht mit einer niedrigen Dosierung eines mittelmäßig guten CBD Öles, geheilt werden kann. Einfache Einschlafprobleme können allerdings relativ schnell mit nur wenigen Tropfen in Angriff genommen werden. Was Schmerzen betrifft, so berichten Betroffene davon, für einige Stunden schmerzfrei gewesen zu sein, während andere nur wenige Minuten schmerzbefreit waren.

Zu kompliziert? Das muss gar nicht sein. Orientiere dich nicht an anderen Berichten oder Dosierungsempfehlungen aus dem Netz. Diese können und dürfen gar nicht gemacht werden, sodass deren Richtigkeit auf jeden Fall angezweifelt werden muss. Wichtig ist, sich selbst mit einem guten und qualitativ hochwertigen Öl, an seine perfekte Dosierung heranzutasten. Beginnend mit nur wenigen Tropfen von etwa 3-4 Stück, lässt sich die Anzahl wochenweise erhöhen. Wer nebenbei – je nach Beschwerden – ein Tagebuch führt, der findet rasch heraus, wie viel CBD Öl nötig ist, um eine Besserung festzustellen. Wer gleich zu Beginn eine hohe Dosis einnimmt, nur um sicher zu gehen, der riskiert, die perfekte Dosierung zu verpassen. Denn auch hier gilt: Viel hilft nicht gleich viel!

Was ist, wenn ich CBD rauche?

Rauchen ist zwar alles andere als gesund, CBD kann man aber auch rauchen. Allerdings würde dies mit einem Tabakkonsum einhergehen und dem Körper wahrscheinlich mehr Schaden, als das CBD nutzen würde. Hinzu kommt, dass Tabak Nikotin enthält, welches die Wirkung des CBD eindämmt. Trotzdem gelangt das CBD sehr schnell und binnen weniger Minuten in den Blutkreislauf und kann dort mehrere Stunden anhalten. Einen ähnlichen Effekt erzielst du aber auch, wenn du es über die Schleimhäute im Mund aufnimmst.

Wirkungsdauer bei CBD Ölen?

Wer nicht rauchen will, der kann auch dampfen oder inhalieren. Für diese Art von Konsum wird ein so genannter Vaporisator benötigt, in dem das Öl verdampft wird. Dies ist die schnellste Möglichkeit, eine Wirkung von CBD zu spüren. Die zweitschnellste von ihnen ist, das Öl unter die Zunge zu träufeln. Auch hier gelangt das Öl über die Schleimhäute in den Blutkreislauf und kann dort schnell wirken. Auch hier hält die Wirkung etwa bis zu 6 Stunden an.

Wie kann ich CBD noch konsumieren?

Wer CBD in Form von Salben oder Cremes nutzt, der muss ein wenig länger auf die Wirkung warten. Manchmal sogar mehrere Stunden, wenn es beispielsweise um Hautprobleme geht. Dafür kann die Wirkung auch mehrere Stunden anhalten. Wer das CBD als Nahrungsergänzungsmittel, zusammen mit einer Mahlzeit oder einem Smoothie, einnimmt, der muss ebenfalls sehr lange auf die Wirkung warten. Immerhin muss das CBD erst an der Nahrung im Magen- und Darmtrakt vorbei, ehe es aufgenommen werden kann. Auch hier passiert es meist, dass das CBD sich abbaut, ehe es an die benötigten Stellen kommt.

Zu Risiken und Nebenwirkungen

Brauchen Sie Ihren Arzt oder Apotheker gar nicht erst fragen. Er wird dir mangels Wissen oder Interesse keine klare Auskunft geben können. Auch deshalb, weil Cannabis noch nicht wirklich in der Medizin angekommen ist und sich viele Ärzte noch davon distanzieren. Dennoch ist es absolut verständlich, wenn du nach Wechselwirkungen oder Nebenwirkungen fragst. Immerhin bedeutet die Einnahme von CBD nicht, dass du von heute auf morgen sämtliche vom Arzt verschriebenen Medikamente absetzen sollst. Dies wäre sogar dringend zu unterlassen.

Wahrscheinlich hast du schon häufiger gelesen, dass CBD Produkte keine Nebenwirkungen haben. Diese Aussagen basieren aber genauso auf den unzureichenden Forschungsergebnissen, die es bisher gibt. Völlig auszuschließen sind sie also nicht, auch wenn bisherige Konsumenten noch keine Nebenwirkungen ausmachen konnten. Cannabidiol ist immerhin ein natürlich vorkommender Stoff. Trotzdem sind Wechsel- und Nebenwirkungen nicht nur bei synthetischen Arzneien üblich.

Fakt ist natürlich, dass Cannabidiol bei einer Vielzahl von Beschwerden und Erkrankungen verwendet werden kann. Sogar im Bereich Krebs forscht man fleißig und konnte schon erste aussagekräftige Ergebnisse liefern. In Einzelfällen war es sogar bereist möglich, eine Kostenübernahme durch die Krankenkasse zu erwirken. In der Regel erfolgt die Einnahme aber absolut auf Eigeninitiative. Dem Arzt muss man dies aber auf keinen Fall verschweigen, im Gegenteil, er sollte davon wissen. Insbesondere dann, wenn es sich um schwierige Erkrankungen dreht und starke Medikamente genommen werden. Die Einnahme von Cannabidiol kann unter Umständen nämlich zu Wechselwirkungen führen, allerdings nicht in einem lebensbedrohlichen Ausmaß und auch nicht aufgrund einer Überdosierung.

Aufgrund bisheriger Studienergebnissen zufolge, wird CBD allgemein gut vertragen und Nebenwirkungen treten in der Regel auch nicht auf. Dies wurde auf einer Tagung im November 2017 der WHO bekanntgegeben. So war man sich in vielen Punkten sicher und konnte folgende Schlüsse aus den Forschungen ziehen:

- CBD ist kein psychoaktiver Wirkstoff
- CBD bedeutet kein Risiko für sich o-der andere dar
- CBD macht nicht abhängig, weder physisch, noch psychisch
- CBD wird auch von Tieren gut vertra-gen

Natürlich beschäftigt sich die Weltgesund-heitsorganisation auch mit dem weiteren Potential von CBD in der Medizin. So legt man große Hoffnung in die Behandlung von Epilepsie, Alzheimer, Krebs und auch von Psychosen oder Parkinson. Es ist immerhin beruhigend zu hören, dass selbst eine solch große Organisation, nur Positives über CBD berichten kann. Während einer Schwangerschaft wird allerdings von der Einnahme abgeraten, da sich spezielle Pro-teine negativ auf die Funktion der Plazenta auswirken können. Genau erforscht und belegt ist diese Tatsache allerdings nicht, sodass man mit seinem Gynäkologen darüber sprechen sollte.

Auch was schwer kranke Patienten betrifft, so ist Vorsicht geboten. So beispielsweise bei stark abgemagerten Patienten und solchen, die generell an Appetitlosigkeit leiden. Hier wäre tatsächlich eine Behandlung mit THC sinnvoll, da dieses Cannabinoid eine appetitanregende Wirkung mitbringt, während CBD diesen eher reguliert.

Fakt ist, dass CBD die Aktivität verschiedenster Enzyme beeinflussen kann. Diese spielen mitunter eine Rolle, wenn es um den Abbau von Medikamenten geht. Somit ist es möglich, dass während einer Medikamenteneinnahme, dieses länger wirkt und weniger rasch abgebaut wird. Dies passiert anhand heutiger Erkenntnisse bei säurehemmenden Medikamenten, bei Gerinnungshemmern, Schmerzmitteln oder

Neuroleptika. Hier sind natürlich nicht alle Medikamente betroffen, sondern lediglich einige wenige von ihnen, wie etwa das bekannte Schmerzmittel Diclofenac.

Nebenwirkungen treten überwiegend bei sehr minderwertigen Produkten auf, auch wenn diese eher gering sind, im Vergleich zu Medikamenten. Leider können CBD Produkte mit Chemikalien belastet sein, sodass man vor dem Kauf wirklich auf eine gute Qualität achten sollte. Dies ist für den Konsumenten oft schwierig, da er beim Kauf nicht immer ausreichende Informationen über die Herstellung oder die Herkunft der Produkte erhält. Wichtig ist also, auf vertrauenswürdige Hersteller zu achten, welche möglichst viel von sich preisgeben. Kaufe daher ausschließlich CBD Öle in Bio-Qualität, um Belastungen durch Pestizide auszuschließen.

Anwendungsgebiete von CBD

Schmerzen, Infektionen, psychische Probleme, Allergien, Stoffwechselstörungen – die Liste an behandelbaren Krankheiten ist lang und viele von ihnen gehören inzwischen zur Liste der typischen Volkskrankheiten. Viele von ihnen aber könnten mit CBD erfolgreich behandelt werden, wenn auch aufgrund von Eigeninitiative. Nachfolgend aufgelistete Krankheitsbilder entsprechen natürlich nicht allen Erkrankungen, bei denen CBD helfen könnte. Dennoch handelt es sich hier um altbekannte Krankheiten, von denen jeder schon einmal betroffen war oder jemanden kennt, der darunter leidet.

Gibt es endlich ein Wundermittel gegen Krebs? So weit wollen wir nicht gehen, auch wenn in dieser Richtung fleißig geforscht wird. Bislang können wir aber anhand zahlreicher Erfahrungsberichte und durchgeführter Studien bestätigen, dass CBD bei einer großen Anzahl von Beschwerden helfen kann. So beispielsweise bei einigen psychischen Erkrankungen wie Depressionen, Angst- und Panikattacken, Schlaflosigkeit oder diversen Nervenerkrankungen. Auch bei chronischen Krankheiten traten bereits Linderungen bei den Betroffenen ein. So zum Beispiel bei Rheuma, Arthritis, Arthrose, Multipler Sklerose, Alzheimer oder Parkinson. Andere berichteten davon, wie Magen- und Darmbeschwerden sich durch eine regelmäßige Einnahme besserten. Es bleibt also zu hoffen, dass noch viele weitere Erfolge mit Hilfe von CBD zu verzeichnen sind.

CBD Öl bei Allergien

Allergiker kennen das Gefühl eines Schubes, es jucken die Augen, ständiges Niesen wird zur lästigen Begleitung im Alltag und natürlich läuft auch ständig die Nase. Gerade im Frühjahr kennen viele diese Symptome und nicht wenige sind davon betroffen. Auslöser für viele Allergien ist das Histamin. Die allergische Reaktion kann CBD zwar nicht verhindern, dafür aber die Symptome einschränken. So berichten bereits einige Allergiker davon, dass sie durch eine begleitende Behandlung mit CBD, tränende Augen oder laufende Nasen in den Griff bekommen haben und sich gleichzeitig weniger Benommen oder Müde fühlten.

CBD Öl bei Stress

CBD ist eine sehr natürliche Möglichkeit, um dauerhaften Stress zu reduzieren.

Hierzu gibt es sogar einige Studien, welche dies bereits belegen konnten. Stress ist zwar nicht direkt schädlich oder beeinträchtigt unsere Gesundheit, auf längere Sicht jedoch, kann Stress Ursache für viele Krankheiten sein. CBD ist natürlich kein Stressmedikament, sodass man die Ursachen für den Stress durchaus beheben sollte. Die stressbedingten Subsymptome lassen sich aber trotzdem mit CBD lindern. So hat es eine beruhigende und muskelentspannende Wirkung, ohne den Alltag zu beeinträchtigen. Dabei wirkt das CBD auf verschiedenen Ebenen. Zum einen hat es einen Einfluss auf die Adrenalinausschüttung im Körper, welche letztendlich zu dem Gefühl von Stress führt. Weiterhin hat das CBD eine Wirkung auf den Serotoninspiegel, also das Glücksgefühl und den Schlaf, sowie unseren Appetit. Das Endocannabinoid-System interagiert mit den Cannabinoiden und bringt den Körper ins

Gleichgewicht, was schlussendlich zu einer verminderten Stressausschüttung führt. CBD hält das AEA-Level aufrecht, vermindert die Ausschüttung von Cortisol, einem Stresshormon, und bekämpft Entzündungen im Körper, welche ebenfalls Auslöser für Stress sein können.

Dem gegenüber stehen natürlich weiterführende Folgeerkrankungen, welche allesamt auf Stress aufgebaut wurden. Die Rede ist von Depressionen, eine typische Folge von ständigem Stress. Wer bereits unter einer Depression leidet, der wird vermutlich Antidepressiva einnehmen müssen, um den Serotoninspiegel anzuheben. Hier lässt sich das CBD begleitend perfekt einnehmen. In einigen Fällen konnten die Medikamente sogar komplett abgesetzt werden.

Schlaflosigkeit bekämpfen dank CBD Öl

Ein schlechter Schlaf hat natürlich ebenfalls immer einen Grund und ist keine Krankheit im eigentlichen Sinne. Trotzdem gefährdet ein schlechter Schlaf die Gesundheit. Das Stresslevel ist tagsüber schnell erreicht, es kommt zu Erschöpfungszuständen, Depressionen und weiteren Erkrankungen. Es ist also absolut wichtig, sich um einen gesunden Schlaf zu kümmern. Schlafmittel sind in diesem Fall zwar sogar ohne Rezept in der Apotheke erhältlich, dafür aber nicht weniger gefährlich. Sie führen schnell in eine Art Abhängigkeit, sodass die Betroffenen oft gar nicht mehr schlafen können, ohne das Medikament eingenommen zu haben. CBD könnte also eine Alternative darstellen, denn es entspannt die Muskulatur und verhilft in einen tieferen und festeren Schlaf. Dabei hat es natürlich nicht die Wirkung, welche ein Schlafmittel hat, allerdings kann es dabei helfen, überhaupt Müdigkeit zu verspüren und damit ganz von alleine in den Schlaf zu finden. Gleiches gilt übrigens auch für Überbelastung und Nervosität. So werden gerne auch Beklemmungen oder Ängste und Angststörungen mit CBD Öl behandelt. In Akutfällen senkt es die Ausschüttung von Stress- oder Angsthormonen und hilft dabei, seine Gedankengänge zu sortieren. Letzteres ist gerade bei Angstpatienten enorm wichtig, sodass viele von ihnen von großen Erfolgen berichteten.

Psychische Erkrankungen – Angst- und Panikattacken

Angst- und Panikattacken sind alles andere als selten, weltweit leiden unzählige Menschen daran und viele lassen sich deshalb nicht behandeln, da sie keine schwerwiegenden Medikamente einnehmen möchten. Zwar sind Verhaltenstherapien oder andere Therapieansätze sinnvoll, doch nur die wenigsten finden den Mut, sich diesen tatsächlich anzunehmen. Angstzustände werden meist aufgrund von Stress oder traumatischen Erlebnissen ausgelöst und führen letztendlich auch zu Panikattacken und Isolation. Isolation deshalb, weil sich die Betroffenen oft nicht mehr aus dem Haut trauen, aus Angst vor erneuten Attacken. Diese äußern sich oft in Schwindelgefühlen, Magen- und Darmproblemen, Krämpfen, Schweißausbrüchen, Herzrasen, einem erhöhten Blutdruck im Allgemeinen, bis hin zu Ohnmacht. Immer häufiger hören wir davon, dass Betroffene zu CBD Ölen zurückgreifen und dass diese eine große Hilfe wären.

CBD kann die CB1 Rezeptoren und CB2 Rezeptoren im Gehirn ausfindig machen und diese anregen. Dadurch ist es möglich, die Herzfrequenz oder den Blutdruck zu reduzieren. Ebenso bleiben die

Ausschüttungen bestimmter Stresshormone aus, sodass die Ängste nicht so stark erlebt werden. Gleiches gilt für Zwänge und Zwangshandlungen, wobei die Zwänge nicht so extrem wahrgenommen werden und der Betroffene aus seinen Handlungen herausfindet. Da CBD auch den Serotoninspiegel ansteigen lässt, kommt es verstärkt zu einer Ausschüttung von positiven Gefühlen, welche letztendlich stark daran beteiligt sind, dass sich Menschen mit psychischen Problemen besser fühlen.

Multiple Sklerose und CBD

MS ist eine Erkrankung des zentralen Nervensystems und neben der Epilepsie eine sehr häufige Erkrankung. Sie kommt meist ab dem 20. Lebensjahr vor und ist leider nicht heilbar. Cannabidiol kann allerdings zur Linderung der Beschwerden beitragen und das Wohlbefinden des Patienten steigern. Wir wissen nämlich, dass Bewegungen und das Denken mit Hilfe von Signalen unseres Gehirns ausgeübt werden. Hier kommen auch die Nervenfasern zum Einsatz, welche mit Myelin, einer Schutzschicht überzogen sind. MS Patienten erleben in diesem Bereich entzündliche Prozesse, sodass es zu so genannten Übermittlungsfehlern kommt. Diese äußern sich sehr unterschiedlich, beispielsweise im Bereich von Sehstörungen, Schmerzen an unterschiedlichen Stellen oder Störungen des Bewegungsapparates. MS beeinflusst das Leben der Betroffenen stark, sodass nicht selten auch psychische Beschwerden hinzukommen.

Cannabidiol kann eine Therapie positiv beeinflussen, indem depressive Symptome gelindert werden. Auch eine schmerzlindernde Wirkung ist unlängst belegt und kann diese für mehrere Stunden eindämmen oder ausmerzen. Gleiches gilt auch für die Entzündungen, denn CBD wirkt entzündungshemmend. Bei akuten Schüben kann eine sofortige Einnahme über die Schleimhaut eine schnelle Linderung bedeuten.

Entzündungen und Krämpfe

Aufgrund seiner antientzündlichen und krampflösenden Wirkung ist CBD das perfekte Mittel gegen all diejenigen Krankheiten, dessen Symptome darauf hinauslaufen. Je nach Schmerzgrad kann CBD die Attacken abschwächen oder komplett wegnehmen. Generell kann das CBD Öl sehr vielseitig eingesetzt werden. Krampfartige Beschwerden können deshalb im Magen- und Darmbereich auftreten, aber auch in den Muskelzellen vorkommen. Gleichzeitig ist CBD in der Lage, die Nerven zu schützen und Entzündungen zu reduzieren.

Natürlich kann es bei Schmerzen und plötzlichen Attacken schwierig sein, die perfekte Dosierung für sich ausfindig zu machen. Wer allerdings ein wenig Geduld aufbringt, der könnte das CBD bald als Ersatz für herkömmliche Schmerzmittel verwenden.

CBD gegen Hautprobleme und Akne

Immer mehr Cremes und Kosmetikprodukte nehmen sich der positiven Auswirkungen von Cannabis an und verarbeiten es in ihren Produkten. Und das auch mit Erfolg, denn gerade bei entzündlichen Hautproblemen kommt es alsbald zu einer Linderung der Symptome. Vor allem wenn es um unreine Haut oder Akne geht. So kann das Öl die Zellteilung unterdrücken und die Akne zurückgehen lassen. Auch werden die Sebumdrüsen angeregt, welche entgegen der Akne wirken. Tatsächlich stellte man fest, dass CBD weit effektiver gegen Hautunreinheiten hilft, als herkömmliche Präparate. Das Öl eignet sich dabei nicht nur für die innere Einnahme, auch von Außen zeigt es seine Wirkung. So spendet es nicht nur Feuchtigkeit bei trockener haut, sondern ist sogar in der Lage, Hautrötungen zu reduzieren. Es macht also durchaus Sinn, das CBD Öl in sein tägliches Pflegeprogramm zu integrieren.

CBD Wirkung auf verschiedene Krebserkrankungen

Es ist schwierig, das CBD als ein möglicherweise wirksames Medikament gegen Krebs zu bezeichnen. Immerhin spielt man dabei mit der Hoffnung vieler krebskranker Menschen, welche eigentlich nur darauf warten, dass es endlich ein Heilmittel für Krebs gib. Dennoch gibt es inzwischen einige Studien, welche sich mit den

Krebsarten und den Auswirkungen von CBD beschäftigen. Und die sind wirklich mehr als interessant.

Innerhalb verschiedener Studien untersuchte man bereits die Wirkung von CBD auf Tumore im Gehirn. Hier konnte tatsächlich festgestellt werden, dass die Lebensfähigkeit der bösartigen Zellen sank. Das bedeutete gleichzeitig, dass sich diese Zellen nicht weiterverbreiteten oder streuten. Der Tumor wuchs also nicht weiter und baute sich ab. Auch im Jahr 2001 und später 2011 hatte man ähnliche Untersuchungen vorgenommen und diese Ausführungen aus vorangehenden Studien belegen können.

Auch weitere Krebsarten waren Forschern ins Auge gefallen, als sie CBD als mögliches Heilmittel in Betracht zogen. So etwa der Lungenkrebs, welcher ziemlich aggressiv und in den meisten Fällen tödlich ist. Sogar eine Chemotherapie kann diesem Krebs nicht entgegensetzen. Die Ergebnisse durch eine Behandlung von CBD zeigte eine ausgezeichnete Wirkung und ebenfalls einen Rückgang der bösartigen Zellen.

Und mehr noch, denn auch im Bereich von Brustkrebs ist man sich inzwischen einig, dass CBD ein äußerst gutes Potenzial aufweist. So zeigten Studien bereits, dass CBD das Wachstum der bösartigen Krebszellen verhindern konnte und die Ausbreitung neuer Zellen hemmen konnte. Ähnliche Ergebnisse erzielte man auch bei Bauchspeicheldrüsenkrebs, Blutkrebs, Leberkrebs, Mund- und Prostatakrebs.

Halten wir also fest, dass Krebspatienten definitiv hoffen dürfen, dass das CBD bald als zulässiges Heilmittel auf den Markt kommt und genau so zur Verfügung gestellt wird, dass es gegen die bösartigen Zellen im menschlichen Körper ankommt. Natürlich dürfen wir, um es zu wiederholen, nicht glauben, dass eine sehr geringe Dosis bereits Auswirkungen auf aggressive Tumorzellen hat. Forschungen und Weiterentwicklungen zeigen jedoch, dass es bereits Produkte gibt, welche die Aufnahmefähigkeit des Organismus verbessern und das CBD noch intensiver wirken lässt.

Mit CBD die Symptome von Alzheimer lindern

Auch Alzheimer ist ein bekanntes Krankheitsbild, welches leider nicht geheilt werden kann. Allerdings haben Cannabinoide so genannte neuroprotektive Wirkungen. So hatte man unlängst untersucht, welche Auswirkungen das Marihuana auf Alzheimer haben könnte. Und tatsächlich stellte man fest, dass sich diverse neurodegenerative Prozesse durchbrechen und verhindern ließen. Dies wiederum wirkte sich auf die Symptome von Alzheimer aus. An einer Universität in Jerusalem kam man zu ähnlichen Ergebnissen, als man eine Verlangsamung der Degeneration des Gedächtnisses an Mäusen feststellte. Auch hier nutzte man Cannabis, welches keine berauschenden Auswirkungen mehr hatte.

Einnahme und Dosierung

Natürlich darf auch ich keine genauen Angaben dazu liefern, wie du CBD (beispielsweise in Form von Öl) einzunehmen hast. Und das kann ich auch gar nicht, denn CBD ist völlig individuell zu dosieren. So solltest du die Einnahme möglichst mit einer geringen Dosierung beginnen und später steigern. Mach deine ersten Erfahrungen bestenfalls mit einem 5%igen Öl und steigere die Menge an CBD Öl wochenweise. So lässt sich herausfinden, ab welcher Dosierung eine Verbesserung Ihrer Beschwerden eintritt.

Soll es um die Behandlung von Beschwerden und Krankheiten gehen, so ist die Findung der richtigen Dosierung langfristig wichtig. Natürlich spielt die Art der

Erkrankung eine große Rolle bei der Dosierung. Bei Krebspatienten gibt es daher das Problem, dass das Verhältnis von THC und CBD 1:1 betragen sollte. Da diese Zusammensetzungen allerdings nicht erhältlich sind, kommt es auch den Krebspatienten nicht zu Gute. CBD Öl kann allerdings begleitend zu einer Chemotherapie zum Einsatz kommen. So sprechen wir von Begleitsymptomen wie Übelkeit, fehlender Appetit oder Müdigkeit.

Lass mich dir ein paar Dosierungsbeispiele nennen, so wie ich sie persönlich verwenden würde:

Bei leichten und sehr einfachen Beschwerden würde ich morgens und abends jeweils 1-2 Tropfen eines 5%igen Öles einnahmen. Dies zu Beginn etwa eine Woche lang, um im Anschluss auf 5 Tropfen des gleichen Öles in der Zweiten Woche zu erhöhen.

Bei schwerwiegenderen Beschwerden oder immer wiederkehrenden Schmerzen würde ich die ersten zwei Wochen auf ein 5%iges Öl setzen und täglich 3 Tropfen zu mir nehmen. Ab der dritten Woche erhöhe ich auf fünf Tropfen pro Tag und führe Tagebuch über meinen Zustand und die etwaig eintreffenden Verbesserungen.

Was Magen- und Darmbeschwerden, leichte Dauerschmerzen und Schlafstörungen betrifft, so würde mir bereits ein gutes und hochwertiges Öl mit 2% genügen, welches ich über den Tag verteilt drei Mal mit je drei bis vier Tropfen einnehmen würde. Dabei brauchst du keine Angst haben, dass dich plötzliche Müdigkeit während der Arbeit überkommt. Diese stellt sich im besten Fall direkt am Abend ein. Die letzten Tropfen sollten vor dem Schlafengehen genommen werden.

Bei Anspannungen, inneren Beklemmungsgefühlen, nervösen Zuständen oder Ängsten, sowie Panikattacken würden mir ebenfalls drei Tropfen dreimal täglich helfen. In akuten Angstzuständen oder vor Prüfungen, vor denen ich gerne sehr nervös reagiere, helfen mir 10 Tropfen eines 5%igen Öles. Dies mag für manche etwas viel erscheinen, mir persönlich hilft das in akuten Fällen immer.

Zu guter Letzt wären da noch die schweren Erkrankungen oder die Symptome während einer Krebserkrankung. Und auch die chronischen Beschwerden wollen erwähnt werden. Auch hier würde ich ein 10%iges Öl in Angriff nehmen und jeweils morgens und abends je 4-5 Tropfen nehmen. Dies zunächst für die nächsten 7 Tage. In der zweiten Woche können es bereits 6-7

Tropfen zur gleichen Zeit sein und auch eine weitere Steigerung ist möglich.

Das Körpergewicht berücksichtigen

Die richtige Dosierung kann zunächst nur abgeschätzt werden, bei genauerer Beobachtung lässt sie sich jedoch relativ schnell einstellen. Wichtig ist aber zudem, auf das eigene Körpergewicht zu achten. Die eben getätigten Angaben würde ich auf normalgewichtige Personen beziehen, welche zwischen 60 und 90 Kilogramm liegen. Grundsätzlich sollte man immer mit sehr kleinen Mengen beginnen, um den Zeitpunkt der Wirkung nicht zu verpassen. Auch werden so unwahrscheinliche Nebenwirkungen vermieden.

Achte zusätzlich immer auf die Reaktion deines Körpers. Dies wird oft unterschätzt, dennoch kann man die Wirkung viel besser spüren, wenn man sich Zeit nimmt, auf seinen Organismus zu hören. Tatsächlich können schon kleinste Verbesserungen schneller wahrgenommen werden. Welche dies sein können, kann ganz unterschiedlich ausfallen. Bei einigen ist eine Verbesserung des Hautbildes nach 1-2 Wochen sichtbar, andere stellen eine verbesserte Darmtätigkeit fest und wieder andere staunen darüber, dass sie schon seit 2 Tagen keine Schmerztabletten mehr nehmen mussten.

CBD Produkte kaufen

Fakt ist, es ist nicht schwer ein CBD Öl selbst herzustellen, ein Logo darauf zu kleben und es im Internet zu verkaufen. Damit du jetzt nicht irgendein Produkt beziehst, welches dir letztendlich keinen Nutzen bringt, solltest du stets auf die Qualität und die Reinheit des Produktes achten. Bestenfalls prüfst du den CBD Gehalt und achtest auf die Herkunft. Dann steht auch einem Kauf im Onlineshop nichts im Wege, auch wenn einige Apotheken diverse Produkte bereits verkaufen. Die Frage nach der Legalität ist weiter oben geklärt worden, sodass du dir dahingehend keine weiteren Sorgen machen brauchst. Wichtig ist jedoch beim Kauf, die Angabe „weniger als 0,2% THC", kurz zu berücksichtigen. Nur dann befindest du dich im legalen Bereich. Natürlich kannst du auch auf Nummer Sicher gehen und ein Produkt kaufen mit Aufschrift „Enthält kein THC".

Wichtig ist natürlich stets, Produkte in Bio-Qualität zu kaufen. Diese sollten schonend hergestellt worden sein und frei von Pestiziden oder anderen schädlichen Substanzen. Auf der offiziellen Internetseite des Herstellerst solltest du in Sachen Inhaltsstoffe, Zusammensetzung, Herkunft und Herstellung fündig werden und dich genau informieren können. Wichtig ist, CBD Öl ist nicht gleich CBD Öl und die Prozentangaben variieren je nach Beschaffenheit des Öles. Achte außerdem auf entsprechende Analysezertifikate, genannt Certificate of Analyses. Ein Öl zu kaufen, welches nicht dieses Zertifikat besitzt, sollte eigentlich auch nicht gekauft werden.

Tipp: Die CBD Öle, welche in Skandinavien produziert werden, gelten als die besten Öle der ganzen Welt!

Weiterhin ist das Trägeröl für die Wirkung des Öls entscheidend. Hanföl ist eines der gängigsten Öle, welche im CBD Öl Anwendung finden. Und das ist auch gut so, denn so kann der Körper zusätzlich von den wertvollen Inhaltsstoffen aus dem Hanföl provitieren.

Wie ist CBD Öl eigentlich aufzubewahren und wie lange ist es haltbar?

CBD Öl ist generell wie ein Arzneimittel zu behandeln, also auch außer Reichweite von Kindern aufzubewahren. Lager dein Öl an einem kühlen und dunklen Ort, was aber nicht bedeutet, dass es im Kühlschrank stehen muss. Dies ist auch überhaupt nicht zu empfehlen, da es in diesem Fall zu

Veränderungen der Konsistenz kommen kann. In einer gut verschlossenen, dunklen Flasche ist das CBD Öl bis zu einem Jahr lang haltbar.

Weitere CBD Produkte kaufen

Das reine CBD Öl ist absolut für eine wirkungsvolle Einnahme zu empfehlen. Doch nicht alle können sich mit dem Geschmack des Öles anfreunden und empfinden dieses als bitter und gar eklig. Zwar ist genau das relativ natürlich, wirklich zurechtkommen muss man damit natürlich nicht. Generell hast du auch die Wahl zwischen CBD Kapseln, einem Liquid oder Kristallen. Das CBD ist in einer geschmacksneutralen Hülle enthalten, welche sich im Magen-Darmbereich löst. Sie können problemlos geschluckt werden, sind gut zu dosieren und dabei sogar noch alltagstauglich. Als Liquid wird ebenfalls in Tropfenform eingenommen, in denen sich minimale THC Spuren befinden. Weiterhin kann CBD als Tee eingenommen und gekauft werden. Dabei wird der CBD Tee mit heißem Wasser aufgebrüht und getrunken. Die CBD Konzentration sollte hier allerdings mindestens bei 1,5% liegen. Je höher, desto besser. Für die Herstellung von Tee werden die Pflanzen deutlich später geerntet, als üblich. CBD Tee hat einen sehr intensiven und erdigen Geschmack und wird mitunter auch mit anderen Teesorten oder Kräutern gemischt. Er kann beispielsweise zum Einschlafen getrunken werden und in einen tiefen Schlaf helfen.

Fazit

Es ist schön zu beobachten, dass immer mehr Menschen auf ursprüngliche Behandlungsmethoden zurückgreifen. Auch ich beobachte diesen Wandel mit Begeisterung. Es ist faszinierend, dass schon unsere Vorfahren vor Christus die Macht der Cannabispflanze kannten. Aus diesem Grund kann es nur von Erfolg gekrönt sein, wenn wir auch weiterhin an der Forschung dieser Heilpflanze arbeiten. Immerhin können wir uns anhand zahlreicher Studien bereits ein grobes Bild machen, inwieweit das CBD uns schon jetzt helfen kann. So konnte in der Vergangenheit CBD schon so manch einem helfen, beispielsweise wenn es um Schmerzen, Schlafstörungen oder chronischer Migräne geht. Aber auch bei Hautproblemen, Akne und Allergien zeigten sich erste Erfolge. Und ja, auch im Bereich der Krebsforschung sind erste Erfolge zu verzeichnen. Es ist also auf keinen Fall ausgeschlossen, dass wir auch im medizinischen Bereich bald von der Wirkung des CBD profitieren können. Und zwar nicht nur diejenigen Menschen, welche sich ein solch teures Öl auch wirklich langfristig leisten können, sondern auch Patienten, welche keinen Zugang zu solchen Produkten haben.

Und auch was die einzelnen Produkte angeht, so ist man hoffentlich stets dabei, diese zu verbessern und dessen Auswirkungen und Wirkungsweisen auf den Körper weiterhin zu beobachten. Ich wünsche dir also an dieser Stelle, dass auch du etwas gefunden hast, was dir in deinem persönlichen Fall helfen wird. Auch dann, wenn es nur darum geht, sich vorbeugend mit CBD Öl zu schützen. Und natürlich auch dann, wenn du deine Symptome aufgrund einer Erkrankung lindern möchtest.

Wie auch immer du dich entscheidest, ich wünsche dir auf jeden Fall beste Gesundheit!

Quellenangabe

- Rosenberg EC et al, Cannabinoids and Epilepsy, Neurotherapeutics, 2015 Oct; 12(4): 747–768

- n/a, Therapeutic Effects of Cannabis and Cannabinoids, National Academies Press, 12 Januar 2017

- Xiong W et al, Cannabinoids suppress inflammatory and neuropathic pain by targeting α3 glycine receptors, The Journal of Experimental Medicine, 2012 Jun 4; 209(6): 1121–1134

- Iffland K et al, An Update on Safety and Side Effects of Cannabidiol: A Review of Clinical Data and Relevant

Animal Studies, Cannabis and Cannabinoid Research, 2017; 2(1): 139–154

- Turcotte C et al, Impact of Cannabis, Cannabinoids, and Endocannabinoids in the Lungs, Frontiers in Pharmacology, 2016; 7: 317

- Burgess L, Can CBD oil relieve arthritis pain? 23. Oktober 2017, Medical News Today

- Johnson J, Does CBD oil work for chronic pain management? 20. September 2017, Medical News Today

Haftungsausschluss

Die Umsetzung aller enthaltenen Informationen, Anleitungen und Strategien dieses Buchs erfolgt auf eigenes Risiko. Für etwaige Schäden jeglicher Art kann der Autor aus keinem Rechtsgrund eine Haftung übernehmen. Für Schäden materieller oder ideeller Art, die durch die Nutzung oder Nichtnutzung der Informationen bzw. durch die Nutzung fehlerhafter und/oder unvollständiger Informationen verursacht wurden, sind Haftungsansprüche gegen den Autor grundsätzlich ausgeschlossen. Ausgeschlossen sind daher auch jegliche Rechts- und Schadensersatzansprüche. Dieses Werk wurde mit größter Sorgfalt nach bestem Wissen und Gewissen erarbeitet und niedergeschrieben. Für die Aktualität, Vollständigkeit und Qualität der Informationen übernimmt der Autor jedoch keinerlei Gewähr. Auch können Druckfehler und Falschinformationen nicht vollständig ausgeschlossen werden. Für fehlerhafte Angaben vom Autor kann keine juristische Verantwortung sowie Haftung in irgendeiner Form übernommen werden.

Urheberrecht

Impressum

1. Auflage

Druckerei: Amazon Media EU S.á r.l., 5 Rue Plaetis, L-2338, Luxembourg

CBD Cannabidiol Helden werden vertreten durch:

Frank Havera LLC
1621 Central Avenue
USA
WY 82001 Cheyenne

Kontakt:
Telefon: 001 (424) 253-0758
Telefax: 001 (424) 253-0758
E-Mail: mail@frankhavera.com

Registereintrag:
Eintragung im Handelsregister.
Registergericht: Wyoming, USA
Registernummer: Filing ID: 2017-000746788 Covergestaltung: www.depositphotos.com

14022182R00061

Printed in Germany
by Amazon Distribution
GmbH, Leipzig